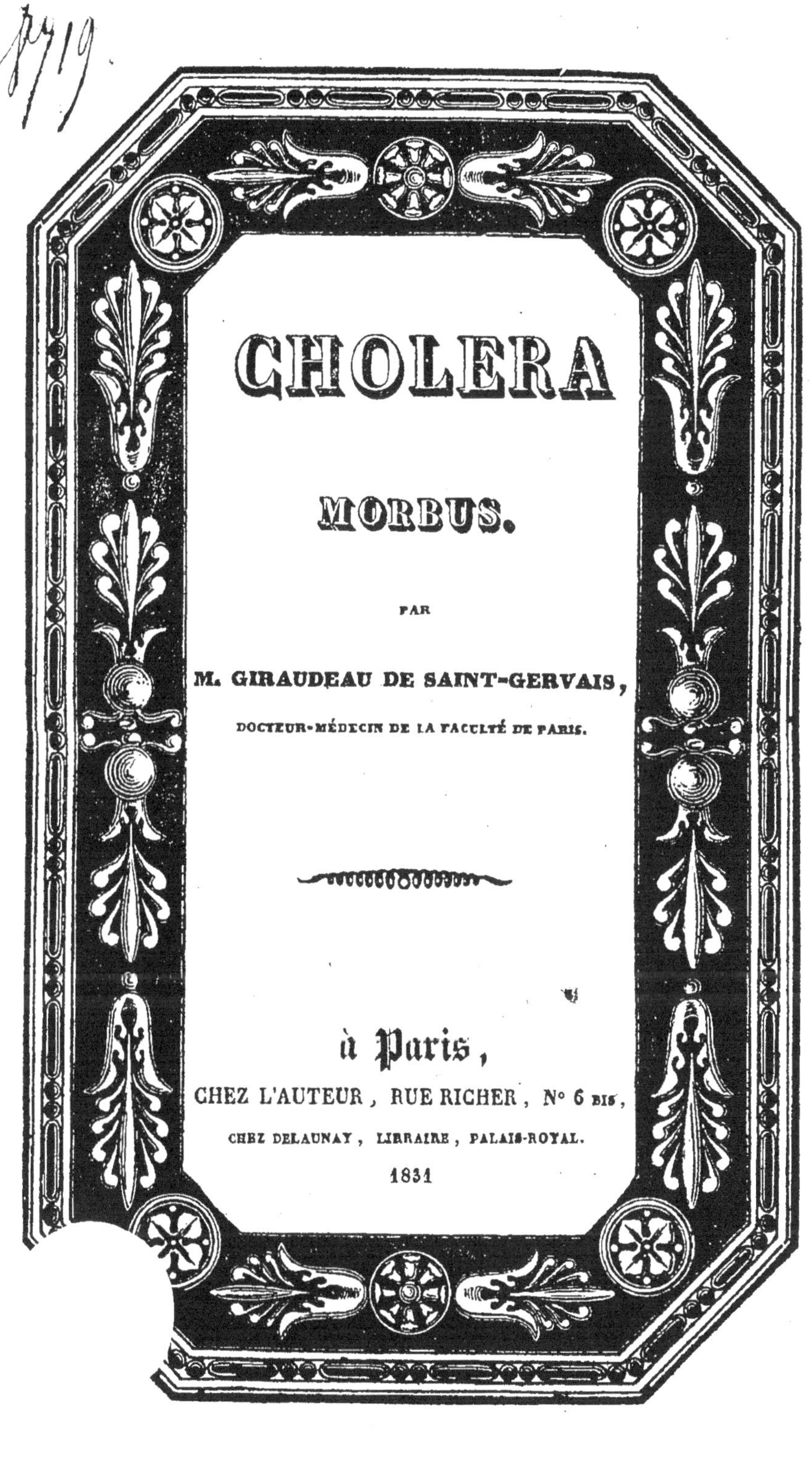

CHOLERA

MORBUS.

PAR

M. GIRAUDEAU DE SAINT-GERVAIS,

DOCTEUR-MÉDECIN DE LA FACULTÉ DE PARIS.

à Paris,

CHEZ L'AUTEUR, RUE RICHER, N° 6 BIS,

CHEZ DELAUNAY, LIBRAIRE, PALAIS-ROYAL.

1831

CHOLERA-MORBUS.

SON ORIGINE,

SA MARCHE, SA NATURE ÉPIDÉMIQUE,

DANGERS DES CORDONS SANITAIRES, CAUSES, DESCRIPTION, DÉVASTATION, MORTALITÉ, INVASION EN FRANCE ET A PARIS, TERREUR, TOURMENS, MORT HORRIBLE,

MOYENS PRÉSERVATIFS, TRAITEMENT ET GUÉRISON,

CONSEILS AUX PERSONNES ATTEINTES DE DARTRES, DE SYPHILIS, DE GALE, ETC.,

CONSEILS AU GOUVERNEMENT, AVIS AU PEUPLE, CONCLUSION.

Par M. GIRAUDEAU-DE-SAINT-GERVAIS, Docteur-Médecin de la Faculté de Paris.

GUERRE EUROPÉENNE, CHOLÉRA-MORBUS.

Depuis la révolution de juillet, la France, l'Europe, le monde entier semblent déjà vieux de plusieurs siècles; les événemens se pressent en se succédant, les plus vieilles monarchies sont ébranlées., les rois tombent, et les peuples s'élèvent; partout la soif de la liberté se fait sentir; de nouvelles sympathies se forment entre toutes les nations, et, au milieu de ce drame politique, dont le dénouement sera, je l'espère, l'affranchissement des peuples et le bonheur du

1

monde, les intérêts matériels sont en souf-
france, les grandes entreprises sont suspendues,
les gens riches diminuent leurs dépenses et le
commerce a cessé avec la confiance qui en est la
bâse, deux principes opposés se partagent la
terre, le despotisme et la liberté sont en pré-
sence et exciteront bientôt une conflagration
générale, car il faut que l'un ou l'autre triom-
phe; notre avenir est menacé des plus grands
désastres et nous le méritons, car, pourquoi
avons-nous souffert l'intervention armée de l'Autriche pour comprimer et asservir l'Italie; pourquoi n'avons-nous pas dirigé les mouvemens de
la Suisse et de la Belgique. Honte et malédiction
à ceux qui ont laissé égorger les Polonais par
l'autocrate du nord. Mais pour nous punir de
notre apathie et pour rembrunir encore l'ho-
rizon de nos malheurs, l'existence de chacun
de nous est déjà menacée par un fléau plus terrible que la guerre la plus désastreuse et que la
peste la plus meurtrière; les chances des com-
bats ne sont pas toujours à dédaigner, la
gloire offre des compensations et même dans
les revers la résistance des citoyens, le courage des soldats en imposent encore au vain-
queur. Pour la peste on peut s'en préserver
par des lazarets; mais quelle digue opposer
au Choléra - morbus qui empoisonne l'air,
marche avec les vents et qui s'avance har-
diment vers le centre de l'Europe occupée
de discussions politiques, comme les Bysantins
l'étaient de théologie quand les Turcs les assié-

gaient; aussi les accidens seront-ils d'autant plus terribles en France que l'on s'y attend le moins et qu'au jour du danger on sera pris au dépouvu, alors l'épouvante centuplera l'intensité du mal.

ORIGINE ET MARCHE DU CHOLÉRA.

« Le Choléra-morbus a pris naissance aux embouchures du Gange (1), il descend sur l'Europe, et, chose remarquable! il suit presque la même route que naguères ont parcourue les hordes de barbares qui ont inondé l'Occident. Il frappe d'épouvante les grandes populations, et n'abandonne les cités qu'après les avoir dévastées. Tout tremble et fuit à son approche. On le craint encore éloigné ; en effet il revient, frappe de nouveau ceux qu'il avait épargnés. Des villes l'ont vu plus de dix fois promener la mort dans leur sein. Vous croiriez peut-être que les mers, les fleuves, les montagnes, l'aridité du sol, de vastes forêts ou l'abaissement de la température lui servent de barrières? Non. Il traverse les mers, passe les fleuves, suit leur cours ou remonte à leurs sources; il gravit les montagnes, chemine à travers les longues et sinueuses vallées. Il se repose là où un grand nombre d'hommes se trouve amoncelé; il s'établit sur les routes du commerce, marche avec les armées, revient sur ses pas,

---

(1) Desruelles , page 9 , précis sur le Choléra-Morbus.

sillonne le pays, et partout il laisse sur son passage la désolation et la mort.

La science, quoiqu'elle ait exactement suivi
les désastres du Choléra dans les longues routes
qu'il a déjà parcourues, l'a vu souvent franchir
des espaces assez considérables, sans qu'elle ait
pu apercevoir sous quelles influences il a abandonné un lieu pour paraître subitement à une
distance fort éloignée. Cependant on peut con-
jecturer que les relations des peuples, les communications du commerce, les mouvemens des
armées, ont puissamment contribué à sa propagation.

Les saisons les plus opposées, les climats
chauds ou froids ne lui sont pas contraires : en
un mot tout ciel lui est favorable. On le voit
toujours et partout surgir subitement avec une
égale violence. La malpropreté, l'intempérance,
excitent sa fureur, où ces causes se trouvent
réunies on ne compte que des victimes ».

LE CHOLÉRA EST-IL CONTAGIEUX.

Jusqu'à présent l'opinion générale des médecins a été que le Choléra, la fièvre jaune, le
typhus et la peste n'étaient que des nuances d'un
même principe contagieux qui se propageait
par la communication immédiate d'un individu
malade ou des objets dont il s'était servi, delà
les conseils donnés aux gouvernemens pour les
grandes mesures sanitaires; cependant il est de
la plus haute importance de différencier les ma-

ladies contagieuses de celles qui sont épidémiques; l'atmosphère est toujours le véhicule de celles-ci, ce sont ses révolutions, ses altérations qui changent la manière d'être des corps, disposent aux affections épidémiques, telles que la variole, la scarlatine, la rougeole, tel est le caractère du typhus, de la fièvre jaune et du Choléra; la peste, au contraire, se communique par le simple contact, cependant il faut encore certaines prédispositions pour qu'elle se communique, ce qui a fait dire que la peste n'était pas essentiellement contagieuse.

Le Choléra, comme toutes les épidémies, atteint surtout ceux qui sont membres d'une même famille, les habitans d'un même quartier, pourquoi cela? parce qu'ils sont exposés aux mêmes influences, les principes morbifiques du Choléra paraissent comme suspendus dans l'air, qui les transmet de proche en proche, les vents, les courans de rivière, les chaînes des montagnes semblent en faciliter la propagation, mais il faut toujours certaines prédispositions, puisque nous voyons des personnages d'un rang élevé en être frappés au milieu de leurs gardes, tandis que les médecins et les gens appelés à donner des soins aux cholériques n'en sont pas plus souvent atteints que les autres personnes.

La plupart des médecins envoyés pour observer cette maladie en Russie et en Pologne pensaient *a priori*, et d'après toutes les théories allemandes, qu'elle était contagieuse, cependant ils ont presque tous changé d'avis quand ils l'ont mieux connue.

On lit, dans une lettre de Saint-Pétersbourg, un récit qui, s'il est exact, prouverait que le Choléra n'est pas contagieux, mais que la frayeur contribue puissamment à le rendre dangereux.

« Six personnes étaient condamnées à mort; elles furent, sans le savoir, conduites dans un hôpital affecté au Choléra, et enfermées dans des chambres où il y avait eu des cholériques. Elles furent couchées dans les mêmes lits où des hommes étaient morts de cette maladie; elles y restèrent trois semaines en bonne santé. Ce ne fut qu'alors qu'on leur annonça l'arrêt de mort, mais on leur dit que si elles voulaient aller dans un hôpital de cholériques, et qu'elles échappassent à la maladie, on les grâcierait. Elles ne demandèrent pas mieux, et furent emmenées dans un hôpital où il n'y avait jamais eu de cholériques; on les mit dans des lits dans lesquels jamais cholériques n'avaient couché, et on leur donna la même nourriture qu'aux autres malades. En quelques jours, elles furent saisies de la crainte du Choléra, et tombèrent malades. Quatre moururent; il n'y en eut que deux qui furent sauvées (1). »

Plusieurs médecins aussi, tels que MM. Chervin, Lassis, et autres, sont tellement convaincus

---

(1) Quotidienne du 10 octobre 1831.

de la non contagion de la fièvre jaune et du Choléra, qu'ils ont offert au gouvernement de se vêtir des vêtemens de ceux qui seront morts de cette maladie, et même d'avaler des matières vomies.

« Dans la séance du 4 janvier 1831 de l'Académie royale de médecine de Paris, M. Lassis reproduit les opinions qu'il a déjà émises plusieurs fois sur les épidémies et les maladies contagieuses, savoir : que le typhus, la fièvre jaune, le *Choléra-Morbus*, etc., ne sont qu'une seule et même maladie, qui n'est nullement contagieuse, et que les mesures sanitaires les seules développent et les entretiennent; que si, dès 1814, il eût été entendu, il n'y eût eu ni épidémie de Cadix en 1819, ni celle de Barcelonne, de Tortose, de Taco, de Poséna de 1821, ni celle du port du Passage de 1823, ni celle de Gibraltar de 1828; il prétend que les grandes épidémies sont dues à ce que les mesures dites sanitaires, mettant les villes où on les déploie comme en état de siége, empêchent la circulation, frappent le moral des habitans, diminuent leurs moyens d'alimentation en détournant l'arrivage des ressources du dehors, d'où est résultée l'intensité que l'épidémie de Russie a prise tout-à-coup (1). »

------

(1) Fodéré, page 510, du Choléra.

DANGER DES CORDONS SANITAIRES.

Des mesures de précautions ont été prises par tous les gouvernemens pour préserver les peuples du Choléra; c'est surtout en Russie que tous les réglemens sanitaires ont été observés avec rigueur, car, assimilant cette maladie à la peste, on devait croire qu'on s'en garantirait en s'isolant; cependant voilà comment s'exprime, dans un mémoire (1) adressé à l'Académie royale des sciences, M. le docteur Jachnichen, membre du conseil temporaire de médecine établi à Moscou : « Le Choléra, dit-il, qui avait décîmé la population d'Astracan commençait à inspirer des craintes aux habitans de Moscou. Vers la fin de l'été 1830, lorsqu'on apprend qu'il s'était déclaré à quelques lieues de cette ville, comme on croyait à la *contagion immédiate*, les autorités arrêtèrent les mesures convenables pour s'en garantir; cordons sanitaires, barrières, quarantaines, hôpitaux, fumigations, conseils de santé, division de la ville en plusieurs quartiers confiés à des inspecteurs spéciaux, secours à domicile, transport pour les malades, etc., etc. Malgré toutes ces précautions, le Choléra se montra le 15 septembre. »

____

(1) Gazette médicale de Paris du 6 mars 1831,

Le docteur Jachnichen dit avoir soigné plus de cinq cents malades, et toutes ses expériences prouvent la non contagion de cette affection qui avait été précédée à Moscou d'une disposition au vomissement et à la diarrhée, ce qui, prétend-il, prouve l'existence d'une constitution épidémique de l'atmosphère qui paraît durer deux à trois mois, et ensuite passe dans un autre lieu.

A Varsovie on établit aussi des quarantaines sévères, mais leur peu d'efficacité détermina la commission de l'intérieur et de la police, à publier le 17 avril, que d'après les questions faites au comité sanitaire, il avait déclaré à l'unanimité qu'il n'y avait aucune nécessité à couper les communications, fondant son opinion sur le compte rendu par le comité établi à Moscou, composée de vingt-quatre médecins, publié officiellement et duquel il résulte que le Choléra ne se communique ordinairement ni par les vêtemens, fourrures, ni même par l'attouchement des personnes atteintes ou mortes de cette maladie, que par conséquent toute introduction de denrées, papier etc, doit être permise, sans observer d'autre précaution que la tranquillité d'esprit de la part des habitans (1).

Un second mémoire du docteur Jachnichen, envoyé à l'académie des sciences, confirme de nouveau que le conseil de santé avait décidé,

---

(1) Journal des Débats du 27 avril 1831.

qu'il n'existe pour le Choléra ni contagion directe ni indirecte.

Des mesures sanitaires pour l'isolement avaient été établies en Hongrie, à Vienne, à Berlin, et partout la sequestration a été un brevet de mort, aussi le peuple s'est-il soulevé avec raison à St.-Pétersbourg, à Pesth, à Vienne, à Berlin, et une grande irritation existe encore dans tous ces pays contre les médecins qu'on accuse d'être les complices des gouvernemens, moins pour neutraliser les germes du Choléra, que pour neutraliser les germes de la liberté, contagion mille fois plus meurtrière pour les despotes que toutes les pestes du monde.

L'inutilité des cordons sanitaires est encore proclamée dans une lettre adressée à l'académie des sciences, le 24 janvier (2), par M. Martin Darbel, où il est dit : « qu'il est prouvé par nombre de faits que la maladie ne peut être ni importée, ni communiquée ; que la terreur inspirée par l'invasion inattendue du Choléra à Moscou, fut ce qui y fit naître l'idée de la contagion, malgré que les cinquante mille ouvriers que la peur en fit sortir, et dont quelques-uns portaient déjà avec eux les germes de la maladie dont ils moururent aux quarantaines, ne l'eussent pas propagée ; que le nombre des malades n'était pas plus grand aux environs des hôpitaux que partout ailleurs, et que peu de ceux qui y soignaient les malades

---

(2) Gazette médicale du 22 janvier 1831.

le devenaient eux-mêmes ; que des individus avaient couché avec des cholériques sans contracter la maladie ; que l'opinion la plus générale est aujourd'hui à Moscou que le Choléra n'est pas contagieux, et que l'opinion contraire n'avait été accréditée que par des rapports de provinces éloignées, et principalement par celui du conseil de santé de 1824, rédigé à quinze cents lieues du théâtre de l'épidémie ; que le gouvernement lui-même est tellement persuadé de la fausseté des faits contenus dans ce rapport, qu'il vient de faire lever les quarantaines, quoique la maladie subsiste toujours, puisqu'on compte encore chaque jour une vingtaine de nouveaux malades, et de faire cesser les fumigations dans toute l'étendue de l'empire comme inutiles.

CAUSES ET PRÉDISPOSITIONS.

D'après les autorités les plus respectables et es faits les plus authentiques, il est prouvé par induction, que le Choléra est une maladie qu'on peut assimiler à la fièvre jaune, au Choléra de de nos pays, au typhus ou aux fièvres pernicieuses qui existent partout et qui tuent en deux ou trois accès. Il faut certaines prédispositions pour en être atteint : par conséquent nous rentrons dans le domaine des sciences médicales, nous quittons les abstractions de l'empirisme et du hazard ; et la raison a déjà fait justice d'une foule de remèdes dangereux et bizarres inventés par les Indiens, les Arabes et les médecins allemands.

Le Choléra exerce principalement ses ravages dans les villes basses, humides, dans les quartiers populeux, dans les camps, les grandes fabriques et dans tous les endroits où il y a de grandes réunions d'hommes qui éprouvent des privations, les causes les plus directes sont les alimens de mauvaise qualité, les viandes, les poissons gatés, les céréales avariées, les vins nouveaux, la bierre non fermentée, les fruits, l'abus du vin, des spiritueux, l'odeur des vomissemens, de l'haleine des malades, le défaut de sommeil, les fatigues excessives, la crainte de la mort, le chagrin de voir succomber ses parens, ses amis : ces prédispositions sont réellement les seules qui déterminent le développement du Choléra, quand l'atmosphère est imprégnée des vapeurs de ce fléau épidémique.

Basée sur l'expérience, la théorie que nous présentons est confirmée par les médecins français envoyés à Varsovie : Voilà comme s'expriment messieurs Legallois et Brière qui sont aussi distingués par leurs talens que par leur dévouement philantropique.

« Lorsque le Choléra-Morbus se montra la première fois en Pologne, le 10 avril, il sévit surtout parmi les soldats fatigués par des marches pénibles, des bivouacs prolongés, exposés aux intempéries des saisons, et n'observant aucune loi de l'hygiène. C'est ainsi, par exemple, que l'on remarque qu'il attaqua de préférence les

régimens qui campaient entre deux montagnes,
sur une prairie bourbeuse, et dont les hommes
se nourrissaient, presque exclusivement, de
viande de porc. Les journées qui précédèrent
l'apparition du mal avaient été chaudes ; le ther-
momètre avait marqué 19 à 20 degrés : les nuits,
au contraire, étaient froides et humides. Après
le combat du 10, qui fut long et acharné, les
Polonais, échauffés par une marche forcée et par
la durée de l'action, se jetèrent avidement sur
ces eaux bourbeuses, en burent jusqu'à ce qu'ils
fussent rassasiés, et dans la nuit du 12 au 13
plusieurs d'entr'eux étaient déjà morts. L'hôpital
de Miesca qui, lors de notre visite du 15, conte-
nait 33 malades, le 24 en comptait plus de 500.
parmi lesquels il en mourait 25 à 30 par jour.

Le passage continuel des troupes et des pri-
sonniers, l'évacuation intempestive des cholériques de Praga, ne tardèrent pas à infecter Varsovie : 1,100 individus périrent en 10 jours, 180
seulement furent assez heureux pour entrer en
convalescence. Cette mortalité effrayante, due à
l'abandon dans lequel se trouvèrent les premiers
malades, diminua prodigieusement, lorsque les
secours purent être administrés avec régularité.
Il résulte des états qui nous ont été fournis par
le comité central, dont nous avons l'honneur de
faire partie, que, le 12 mai, il n'était mort que 10
personnes, et que du 23 au 27, sur 105 malades
entrés dans le même espace de tems, il n'en avait
péri que cinq.

Les individus attaqués de ce fléau, à Varsovie, appartiennent presque généralement à la basse classe. Leurs conditions sont misérables, leurs besoins extrêmes. Leur nourriture consiste en pain noir et lourd, en eau-de-vie de pomme de terre, en viandes et harengs salés, fromages du pays, etc. Leurs habitations mal tenues sont peu aérées ; celles surtout situées sur le bord de la Vistule sont de véritables cloaques. Aussi est-ce dans cet arrondissement, et dans les rues basses et étroites, qu'il y a eu le plus de malades et de morts. Nous n'oublierons jamais que la veille de notre maladie nous fûmes chargés, par le comité central, d'examiner une de ces maisons désignées comme un foyer d'infection. A peine avions-nous pénétré dans son enceinte que nous fûmes frappés de l'odeur infecte qui s'en exhalait, quatre cadavres de cholériques gisaient dans cet affreux séjour. A l'instant même nous donnâmes l'ordre de les enlever, et nous fîmes fermer la maison......

Les buveurs, les individus qui se livrent à la débauche, tous ceux qui font des excès, les personnes épuisées par des maladies, succombent en peu de tems. »

CONVULSIONS, TOURMENS, MORT HORRIBLE.

De tems en tems paraissent en Europe des épidémies qui frappent à la fois un grand nombre d'individus. Nous avons eu la peste de Marseille, de Cadix, de Gibraltar, le tiphus, la fièvre jaune de Barcelonne ; mais depuis la peste noire qui ravagea il y a 400 ans presque toutes les régions du globe, aucune maladie n'avait semé parmi tant de peuples divers la terreur et la mort.

M. Foy, l'un des médecins envoyés en Pologne, écrivait de Varsovie, le 19 juillet 1831 : « Depuis cinq à six jours le Choléra-Morbus fait les plus affreux ravages, la peste ne ferait pas plus promptement des victimes; dans l'espace de quatre à cinq heures les malades succombent, non-seulement dans les hôpitaux, mais en ville. Il y a deux jours, dit-il, que je perdis un officier dans ma salle en deux heures de tems ; et hier, 18 juillet, pendant ma visite, un malade qui avait répondu à toutes mes questions, succomba aussi promptement que si on l'eût touché avec l'acide hydrocyanique. Nous ne savons plus que faire contre un fléau aussi prompt et aussi terrible. »

Les caractères principaux du Cholera sont des crampes et des contractions violentes des extrémités, des coliques, des vomissemens et des selles abondantes, l'âme perd ses forces, les insomnies, les terreurs, des sanglots redoublés, des convulsions effrayantes, ne sont pas les seuls tourmens réservés aux malades, une chaleur brûlante les dévore intérieurement, et cependant tous leurs membres sont déjà glacés du froid de la mort; autour d'eux une odeur fétide s'exhale de leur bouche souillée de sang et de matières vomies; alors les malades ne sont plus qu'un objet d'horreur et de contagion ; la terreur est si grande quand le Choléra règne , que les citoyens s'évitent l'un l'autre , les voisins négligent leurs voisins , les parens même s'ils se visitent quelquefois s'arrêtent à une distance qui trahit leur effroi , si le Cholera fait des progrès, on voit le frère abandonner son frère malade , l'oncle son neveu , l'épouse son mari, et même quelques pères et mères s'éloigner de leurs enfans , aussi ne reste-t-il d'autres ressources que les conseils de quelques médecins , le dévouement héroïque d'un petit nombre de parens ou d'amis, ou l'avarice des domestiques qui, pour un immense salaire , se décident à braver le danger.

DÉVASTATION ET MORTALITÉ.

« Le Choléra n'est point comme la variole dans nos climats, une sorte de contagion domestique, dont les victimes sont frappées dans l'ombre de leurs foyers (1) : c'est une grande calamité publique, qui se lie à toutes les transactions sociales et qui répand, dans tout le peuple, la terreur et la consternation. A son approche , les vaisseaux appareillent en désordre, les armées fuient en déroute, comme après une défaite; les souverains se sauvent de leurs palais, la population entière abandonne les villes, les

---

(1) Rapport au conseil supérieur de santé sur le Cholera-Morbus, par Moreau de Jonnès , page 331.

villages, et se réfugie dans les montagnes, dans les bois. Son nom seul, dans tout l'Orient, agit comme un talisman redoutable, et rend déserts les harems des princes, les bazars des marchands, les pagodes des bramines. Sa puissance s'étend sur les événemens politiques et militaires : elle a forcé les Persans à lever le siége d'Erzéroum, et à faire la paix avec les Ottomans; elle a poursuivi les armées britanniques dans la guerre contre Holkar et dans les campagnes contre les Birmans; l'effroi qu'elle inspire a éloigné du célèbre temple de Jaggrenah les douze cent mille pélerins qui s'y rendaient autrefois chaque année, et dont le nombre est aujourd'hui si borné qu'ils ne peuvent traîner le char colossal des idoles. La mortalité produite aux Moluques et à Java, par ses irruptions, a tellement affaibli le produit de ces riches colonies que leurs dépenses excèdent aujourd'hui leurs revenus; ses ravages à la Chine ont causé une ruineuse diminution dans le commerce des Russes, au grand marché de Kiatchta; et ce sont eux qui, en désorganisant l'année dernière les provinces de l'empire russe, ont préparé les revers de ses armées et l'épuisement de ses finances.

« La rapidité des progrès du Choléra est beaucoup plus grande que celle d'aucune contagion dont les hommes aient gardé la mémoire.

Dans sa marche de ville en ville, il a traversé en moins d'un an, la presqu'île de l'Inde, qui, entre les golfes de Bengale et de Camboge, est

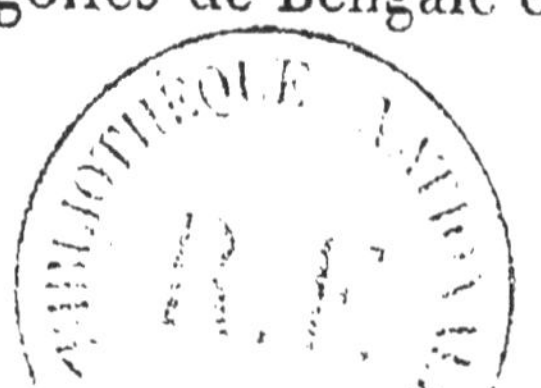

large de 450 lieues; et il ne lui a fallu que neuf mois pour s'étendre, du sud au nord, de Ganjam au cap Comorin, à 300 lieues de son point de départ.

En moins de deux ans, il a parcouru une ligne itinéraire de 400 lieues, qui l'a conduit du fond du golfe Persique aux rives de la Méditerranée.

Le Choléra s'est étendu, en 14 ans, dans une aire qui a 2,250 lieues du nord au midi, et 2,000 d'orient en occident; la mortalité qu'il a produite (1) a été évaluée par approximation :

Dans l'Indoustan à un sixième de la population totale.

En Arabie, au tiers des habitans des villes;

En Perse, au sixième;

En Syrie, au dixième;

En Russie, au vingtième de la population des provinces infectées.

On évalue au moins à quarante millions, le nombre des victimes produites par le Choléra.

CHOLÉRA EN FRANCE.

Serons-nous préservés de cette affreuse maladie, ou bien à quelle époque envahira-t-elle la France? Telles sont les questions qu'on nous adresse tous les jours.

En examinant attentivement la marche du Choléra, on voit qu'il a fait en Russie à-peu-près

(1) Rapport de M. Moreau de Jonnès, page 338.

cent lieues en trente jours; aucune mesure n'a pù l'empêcher d'avancer jusqu'à Moscou et Saint-Pétersbourg, ensuite il est arrivé en Hongrie où il a enlevé plus de quatre-vingt mille habitans; de là il s'est avancé à Vienne, à Berlin, et toutes les probabilités nous indiquent qu'il pénètrera en France, malgré toutes les précautions sanitaires que le gouvernement y oppose, et comme son intensité est augmentée par les grandes agglomérations d'individus, par la misère, les privations, il est à craindre qu'il ne décîme toutes nos grandes villes. Malheureux Paris, que deviendras-tu quand un drapeau noir flottera sur le sommet de tes édifices? Plus de relations, plus de commerce; tes produits empoisonneraient la France. Plus de réunions de famille, plus de fêtes, on y puiserait la mort au milieu des plaisirs! Espérons cependant que ce fléau perdra de sa gravité en avançant jusqu'à nous, et que les moyens préservatifs et curatifs que nous indiquerons bientôt contribueront à neutraliser sa force et sa malignité. Puissent tous les médecins y contribuer par leurs recherches, et y être encouragés par le gouvernement!

Quand un pays est menacé par la guerre, il rassemble ses forces, et il fait un appel au courage de tous ses défenseurs pour repousser l'ennemi commun; dans ce moment, l'invasion la plus à craindre en France est celle du Choléra: d'où vient donc l'apathie de toutes les classes de la société? On s'en occupe à peine; on en rit comme d'un mal imaginaire qui n'arrivera jamais, et bientôt il sera au milieu de nous; il aura frappé de mort les imprudens qui ne prendront pas de précautions, et ensuite on accusera les médecins d'impéritie. Est-ce notre faute à nous, si vous portez toute votre énergie morale vers des utopies politiques? Vous ressemblez à cet astronome qui tomba dans un puits en étudiant la marche des planètes. « Aide-toi, le ciel t'aidera », dit le proverbe.

Chaque médecin doit faire tous ses efforts pour combattre efficacement cette maladie, et pour en neutraliser les accidens. Le soufre, l'iode, le quinquina, la vaccine, triomphent de la gale, des scrophules, de la fièvre et de la petite vérole; grâce aux découvertes modernes et à la méthode végétale du docteur Giraudeau de Saint-Gervais, auteur de cette brochure, les dartres et les maladies syphilitiques ne sont plus incurables. On peut donc espérer qu'il existe des médications spéciales pour les grandes épidémies, et c'est à les découvrir que les amis de l'humanité doivent mettre toute l'ardeur de leur zèle.

TRAITEMENT PRÉSERVATIF.

L'étude de plusieurs faits connus, leur comparaison, les causes dont ils dépendent conduisent toujours l'esprit humain vers la vérité : c'est par l'analyse que les plus grandes découvertes ont été faites en mathématiques, en physique, en astronomie, pourquoi ne suivrions nous pas la même marche pour découvrir les moyens préservatifs et curatifs du Choléra. Laissons au Saint-Simoniens et aux croyans de tous les cultes leurs révélations, et puisque l'Archevêque de Paris, saintement inspiré, et pour punir la France de sa révolution politique et religieuse, nous a annoncé l'arrivée prochaine du Choléra, tâchons de neutraliser son horrible prophétie par les moyens suivans.

Il faut se vêtir chaudement, éviter les transitions subites d'une température chaude à une température froide; l'usage des gilets de flanelle; des bas de laine, sont de la plus haute utilité, en ayant soin de les renouveler au moins tous les trois à quatre jours.

Il faut se promener au grand air, monter à cheval, éloigner les affections tristes, prendre une nourriture saine, du vin vieux, du café, du thé, éviter les boissons glacées et l'abus des liqueurs spiritueuses, il faut aussi prendre des bains de propreté où l'on ajoutera un flacon d'eau de Cologne, ou une ou deux livres de sel marin, on se frictionnera avec des flanelles sèches ou imprégnées de vinaigre aromatique; on devra éviter les alimens acides, on ne mangera pas de groseilles, de cerises, de melons ni de raisin. Tous les fruits peuvent occasioner des dérangemens d'estomac, des dyarrhées dont la terminaison serait presque toujours funeste, car quand règne une épidémie, toutes les maladies en revêtent le caractère; on pourrait en donner la preuve dans la maladie de Paris qui régna l'an dernier et dans la grippe, qu'on a décorée du nom de Cholérine. Cinquante mille individus au moins en ont été atteints, et maintenant elle a parcouru toute la France en absorbant en quelque sorte toutes les autres indispositions, il en sera de même du Choléra.

On doit éviter les fatigues excessives, prendre du repos à la moindre indisposition, se livrer sans crainte à ses occupations habituelles, il faut s'égayer, se fortifier le moral par la réflexion qui nous apprend que la crainte et la tristesse nous prédisposent à la contagion.

Pour les appartemens, il faut renouveler l'air, purifier les cuisines et les pièces humides et basses par des fumigations de vinaigre ou de chlore ; en cas d'infection, il faut arroser les appartemens avec de l'eau contenant un cinquantième en poids de chlorure de chaux, on trouve cette préparation chez tous les pharmaciens. On pourra aussi avec avantage prendre matin et soir une infusion de menthe ou deux ou trois cuillerées de vin de quinquina. L'expérience a démontré l'efficacité de ces préservatifs, le gouvernement devrait donc les recommander et mettre des fonds à la disposition des préfets, des maires, pour en généraliser l'usage, autrement le peuple ne prendra aucune précaution, soit par insouciance, soit par défaut d'argent.

MOYENS CURATIFS.

Ad extremos morbos extrema remedia est un

vieil aphorisme qui trouve ici son application, et M. Keraudren a eu raison de dire que le traitement des maladies dont le cours est très-rapide ne comporte aucune temporisation. De toutes les affections morbides, le Choléra est peut-être la plus aiguë; de la promptitude des premiers soins dépend ordinairement le salut du malade, de la famille et de la population de la ville, car quoique le principe existe dans l'atmosphère, la transmission est d'autant plus à craindre que le nombre des malades est plus grand, aussi voyons-nous le Choléra diminuer d'intensité à Vienne et à Berlin, depuis que l'on soigne cette affection selon les règles ordinaires de la médecine, sans s'occuper de la recherche d'un spécifique unique, et sans suivre aveuglement les recettes empiriques des Arabes, et les jongleries des médecins de l'Inde.

Quel est le meilleur mode de traitement? quels secours doit-on administrer de suite ? je conçois l'embarras de tout ceux qui ont observé le Choléra avec la conviction qu'il était contagieux. M. Double, dans son rapport à l'Académie royale de médecine dit : « qu'il n'y a pas » de méthode uniforme constante et applicable » à tous les cas, tout est livré, pour ainsi-dire, » au caprice et au hasard. Ainsi, la saignée blamée par les uns, est recommandée par les » autres ; les stimulans diffusibles, les anti-spas-» modiques, les toniques, les amers, les bains » de vapeur, les synapismes, les frictions, l'o-» pium, le sous-nitrate de bismuth, le calomel

» ont été employés avec des succès et des re-
» vers égaux.

» L'opium seul a paru produire quelquefois
» du délire ; il n'en a pas été de même quand on
» l'a joint au calomel et au camphre. Les purga-
» tifs ont été employés avec succès, contre la
» constipation, quelquefois très-opiniâtre dans
» la convalescence.

» La potion de *Rivière*, les frictions sèches,
» camphrées, les bains chauds, les lavemens de
» son et de laudanum, l'essence de menthe et
» de laudanum unis ont présenté quelques avan-
» tages. La jusquiame, la ciguëe, la noix vomi-
» que, l'eau distillée de laurier-cerise ont été
» employés avec quelques succès par M. Foy,
» médecin français à Varsovie.

« Le calomel est beaucoup employé dans l'Inde,
on n'en est pas étonné quand on connaît tout l'a-
mour des médecins anglais pour ce médicament.
Le sous-nitrate de bismuth, administré toutes
es trois heures, à la dose de trois grains chaque
prise, et après toutefois l'emploi de la saignée,
a paru avoir eu du succès en Pologne, d'après la
méthode du docteur Léo. »

Tels sont les moyens généraux indiqués dans
le rapport de M. Double pour combattre le
Choléra.

TRAITEMENT ET GUÉRISON.

Aussitôt qu'un malade ressentira des coliques,
des douleurs vives à l'estomac, qu'il éprouvera

des vomissemens et des selles avec une sueur froide et des crampes dans tous les membres, ceux qui l'entourent devront recourir aux moyens indiqués par l'expérience.

Le docteur Foy (1) qui a été envoyé à Varsovie pour étudier le Choléra, dit en parlant du traitement « que parmi le grand nombre de » moyens thérapeutiques qui ont été opposés » à la maladie, ceux qui paraissent avoir eu de » bons effets, il y a deux mois, mais qu'il n'a » vu réussir que lorsque les symptômes sont » peu intenses, sont : les émissions sanguines, » les boissons chaudes, les frictions sur toute la » surface du corps et des membres avec de la » flanelle sèche ou imbibée de vinaigre cam- » phré, l'application sur le ventre, de cataplasmes » narcotiques et aromatiques, etc. Que, ne » croyant pas à la contagion de cette maladie, » il avait respiré l'haleine des cholériques et » goûté des matières vomies; qu'à la vérité il » en avait été indisposé, mais qu'il avait été bien- » tôt rétabli; qu'il s'était inoculé le sang d'un » cholérique sans éprouver aucune espèce de » contagion ».

En résumé les moyens sanctionnés par l'expérience et la philosophie sont les suivans :

1° On fera chauffer à 30 degrés (Réaumur) un bain aromatique dans lequel on ajoutera une bouteille d'eau-de-vie camphrée ou quatre à cinq livres de sel marin, on y plongera le

---

(1) Journal des Débats du 22 juin 1831.

malade, en ayant soin de maintenir l'eau à la même température.

2° Au sortir du bain on devra envelopper le malade avec des couvertures de laine, frictionner les membres avec un mélange de laudanum et d'éther un gros de chaque, dissous dans trois onces d'eau de Cologne et une once d'eau-de-vie camphrée;

3° Tenir l'appartement bien chaud en le purifiant avec une solution de chlorure de chaux et en renouvelant l'air de tems en tems;

4° Lui donner à boire une infusion de fleurs de bourache et de sureau édulcorée avec du sirop de capillaire; on pourra aussi, avec avantage, alterner cette tisanne avec une infusion d'hysope et de mélisse, où l'on ajoutera du sirop de quinine;

5° Donner des lavemens avec une décoction de têtes de pavòts, demi-gros de laudanum et vingt gouttes d'éther;

6° Donner par cuillerée de quart d'heure en quart d'heure, la potion suivante :

Infusion de mélisse, quatre onces.

Eau de fleurs d'oranger, trois gros.

Sirop de capillaire, un once.

Laudanum liquide, demi-gros.

Ether sulfurique, dix gouttes;

7° Rarement les saignées générales ou locales sont utiles, cependant on pourra y avoir recours selon l'indication qu'un médecin prudent sait toujours discerner ;

8° Pour calmer les douleurs du ventre on

devra appliquer des cataplasmes de farine de graines de lin, très-larges et peu épais et qu'on devra renouveler de deux heures en deux heures;

9° Si on réussit par ces moyens à calmer le premier accès, on devra de suite avoir recours au sulfate de quinine à la dose de dix à vingt grains, comme dans les fièvres pernicieuses.

Le docteur Fodéré, professeur de médecine légale à la faculté de Strasbourg, après avoir donné une analyse critique de plusieurs médications, propose la méthode suivante qu'il conseille d'avoir chez soi, toute préparée, pour pouvoir l'administrer aussitôt la déclaration des premiers symptômes : « Prenez deux onces d'eau de canelle ou d'eau de menthe poivrée, et de dix-huit à vingt-quatre gouttes de laudanum liquide de Sydenham, que l'on mêlera et qu'on prendra en une seule fois, on répétera cette potion en ne mettant cependant que dix goutte de laudanum de demi-heure en demi-heure jusqu'à ce que le calme soit rétabli; quelques médecins donnent l'opium à des doses encore beaucoup plus élevées.

Comme nous avons reconnu plusieurs causes sous l'influence desquelles le Choléra pouvait se développer quand l'atmosphère est imprégnée de ce virus délétère, le traitement devra varier, c'est au médecin instruit à le modifier, selon l'âge, le sexe et le tempérament des malades.

DANGERS DES MABADIES SYPHILITIQUES.

L'observation a démontré que les personnes

infectées de maladies vénériennes étaient con-
stamment atteintes par le Choléra et perissaient
en proie aux plus cruelles douleurs ; il est donc
de la plus haute importance de s'en guérir, et
pour y parvenir, je puis indiquer en toute confiance, la formule suivante, que j'emploie depuis
longtems avec le plus grand succès et qui se
trouve désignée dans mes ouvrages sous le nom
de robb anti-syphilitique. Ce sirop se prend à
la dose de trois cuillerées matin et soir dans un
demi-verre d'eau.

Formule du robb anti-syphilitique.

R. Gayac concassé, demi-livre ; salsepareille,
demi-livre ; lobelia syphilitica, 4 onces ; racines
d'astragalus, 4 onces ; faites macérer dans eau
froide, 15 livres, et faites bouillir le résidu avec
eau commune, 12 livres ; faites réduire à 10 livres,
et recommencez avec la même quantité d'eau.
Réunissez les trois liqueurs, et faites-les bouillir
légèrement avec séné de la Palthe, 3 gros ; passez
le tout ; ajoutez : robb de sureau, 4 onces ; sirop
de roses pâles, 8 onces ; sirop de pariétaire,
8 onces ; cassonade, 8 livres ; mélasse de canne
à sucre bien clarifiée, 12 livres ; faites bouillir
jusqu'à consistance de sirop, 32° au moins. On
laisse réfroidir un peu, et on ajoute un grain
d'extrait gommeux d'opium et un scrupule
de jalap en poudre par livre de sirop, et on
aromatise avec les essences de menthe et de
citron.

Quand il y a écoulement (gonorrhée), on devra toujours faire usage de deux ou trois bouteilles de robb anti-syphilitique, et ensuite on arrêtera l'écoulement par l'usage de la mixture suivante, qu'on prend matin et soir dans du sucre râpé, gros comme une noisette chaque fois.

Formule de la mixture.

R. Faites fondre à petit feu en remuant souvent : blanc de baleine, 3 livres ; cire blanche, 3 livres ; axonge, demi-livre ; quand ce mélange est bien fondu, on ajoute, en le remuant sur le feu, baume de copahu, première qualité, 7 livres et demie. En été, on doit ajouter un peu plus de blanc de baleine que l'hiver. Quand toute la masse est bien échauffée, on ajoute en remuant le tout, laque carminée, 1 once ; jalap en poudre, 12 onces ; on aromatise avec les essences de canelle, de menthe et de citron. On verse cette mixture dans des pots d'étain contenant 2 onces 6 gros. Le résidu doit être abandonné. En réfroidissant, l'odeur du copahu se trouve en partie neutralisée, sans rien perdre de ses propriétés, et le fond des boîtes purgatif, ce qui fait une double action thérapeutique.

TRAITEMENT DÉPURATIF.

Quand le Choléra règne, les gens faibles, de mauvaise santé et qui sont très-impression-

nables, disparaissent comme l'ombre au coucher
du soleil; il en est de même des gens attaqués
de dartres, d'affections humorales, de gales an-
ciennes, de dépôts de lait, de scrofules, etc. Il
faut donc dépurer la masse du sang et neutraliser tous les principes acrimonieux qui existent
dans les humeurs. On y parviendra sûrement
par l'emploi du sirop dépuratif, auquel j'ai
donné le nom de robb régénérateur. Il se prend
à la dose de deux à trois cuillerés matin et soir
dans une infusion de chicorée sauvage.

Formule du robb régénérateur.

Roseau de marais, feuilles de bourrache, feuilles
de cochléaria, racines de bardane, racines de
saponaire, racines de patience, 1 once de chaque; salsepareille, demi-livre; faites infuser
pendant six heures seulement dans eau tiède,
14 livres; et bouillir ensuite pendant dix minutes,
passez sans expression, et faites bouillir de nouveau le résidu avec eau commune, 12 livres;
faites bouillir jusqu'à réduction à 10 livres; on
passe, on décante, et on répète la même opé-
ration avec les mêmes substances; on réunit les
trois décoctions; on ajoute robb de suteau, 6
onces; ou fait bouillir et réduire à 22 livres, et
on ajoute sucre, 10 livres; mélasse de canne à
sucre clarifiée, première qualité, 10 livres; faites
bouillir le tout jusqu'à consistance de sirop
épais; on clarifie et on ajoute demi-gros de jalap

en poudre par trois livres de ce sirop, et on aromatise avec les essences d'anis, de citron et de canelle.

CONSEILS AU GOUVERNEMENT FRANÇAIS.

Puisque l'expérience démontre l'inutilité et le danger des moyens de séquestration et d'isolement, pourquoi le gouvernement se borne-t-il à faire garder nos frontières par des cordons dits sanitaires ; pourquoi ne propose-t-il pas des primes d'encouragement qui exciteraient le zèle des médecins, pour aller observer le Choléra dans tous les pays où il foudroie les populations? Pourquoi ne tenterait-on pas des expériences sur les animaux, sur les condamnés qui voudraient s'y soumettre? L'Institut, les académies devraient mettre ce sujet au concours, et à n'en pas douter il se ferait de nouvelles découvertes.

Sera-t-il encore longtems en usage, que la fortune, les honneurs et la considération, que la libéralité des gouvernemens et des fondateurs de prix ne doivent s'attacher qu'aux auteurs de spéculations stériles et hypothétiques, créées aujourd'hui et renversées demain, plutôt qu'à ce qu'il y a d'utile ! Pourquoi ne propose-t-on pas des souscriptions nationales pour faire travailler les ouvriers et soulager les indigens ; cependant c'est un axiôme établi par l'expérience des médecins, que l'aisance est le meilleur préservatif du Choléra.

L'autorité supérieure devrait instituer des conseils de santé dans toutes les villes, et établir des commissaires dans tous les villages et hameaux de la France : cette observation est basée sur ce qu'il existe, principalement dans le midi de la France, des communes où il est toléré aux habitans d'étendre de la paille devant leur habitation pour en faire de l'engrais, moyens qui n'étant réprimés par les autorités locales, le seraient indubitablement par les commissaires de salubrité publique, comme étant contraires à tous règlemens de police, qui partout devraient avoir la même force, pour prévenir les épidémies et spécialement le Choléra, qui se naturalisera en France, si on n'a pas soin d'éviter toutes les causes qui tendent à le faire développer. Dans un des départemens du nord, un préfet vient tout récemment d'engager ses administrés à ne point laisser séjourner les engrais dans leur cour, jardin, etc., et à les transporter à une distance assez éloignée pour éviter toute odeur fétide, nuisible à la santé ; c'est une mesure sage, digne d'éloges, et que le gouvernement devrait mettre à profit. Une circulaire de quelques lignes suffirait pour organiser un service gratuit d'hygiène publique analogue à celui qui existe à Paris et dans toutes les grandes villes, où chacun est tenu d'observer dans l'intérêt général tous les règlemens de police (1). Pourquoi n'en serait-il

---

(1). La saison des foires est réglée, la visite des marchés a lieu régulièrement, pour empêcher l'introduction des

pas ainsi dans l'intérieur de la France où l'insouciance des paysans et leur peu d'instruction leur
font négliger les plus simples précautions de la
salubrité.

Si le gouvernement « au lieu d'établir à grands
frais des lazarets et des cordons sanitaires, qui ne
préserveront pas plus la France qu'ils n'ont pré-
servé la Russie, l'Autriche et la Prusse, s'occupait
du dessèchement des marais, faisait disparaître
tous les matériaux insalubres que les fleuves et
les rivières déposent sur le rivage ; s'il prescrivait
des précautions hygiéniques, telles que celles que
je viens d'indiquer; s'il écrivait à chaque préfet,
à chaque maire, d'inviter les habitans à tenir leurs
maisons propres, à enlever dans chaque quartier
tout ce qui peut former un foyer d'infection, de
fermer soigneusement les fenêtres qui se trouvent
sous le vent d'un marais, ou d'un étang, qu'on
vient de pêcher, d'arroser les lieux malsains avec
le chlorure d'oxide de sodium, de faire les mêmes
aspersions et d'entretenir la plus grande propreté
dans tous les établissemens où se tiennent un grand
nombre d'individus dans un petit espace, etc.,
si, dis-je, le gouvernement prenait toutes ces

---

comestibles avariés, dans l'été les chiens doivent être mu-
selés. Il est défendu de ne rien déposer devant sa porte,
avant 9 heures du soir ; le service des fosses d'aisance a lieu
la nuit, pendant les grandes chaleurs, on doit arroser devant chez soi, l'hiver, on doit casser la glace des ruisseaux,
répandre de la sciure dans les tems de verglas, on doit
balayer les rues, faire écouler les eaux, etc, etc, sous peine
d'amende.

AVIS AU PEUPLE , CONCLUSION.

L'histoire du Choléra, depuis quatorze ans, ne présente que désastres, partout il a répandu l'épouvante, ses symptômes sont effrayans, les moyens préservatifs incertains, et quant aux méthodes curatives proposées par les diverses commissions, nous n'apercevons qu'indécision et contradiction. Cependant au milieu de l'oscillation générale des opinions, un point culminant domine la discussion en l'éclairant, c'est celui-ci, *Non le Choléra ne se transmet pas par contact;* tous les gouvernemens ont voulu accréditer l'opinion contraire, mais la vérité s'est fait jour et l'on a connu l'abus des cordons sanitaires, le danger de la séquestration, des lazarets etc, car quand on isole les individus, on les dévoue à la mort, c'est en éclairant les peuples qu'on les rend meilleurs, il faut leur dire, ne comptez pas sur les mesures générales, elles sont inutiles, que chacun soit son propre médecin, qu'il établisse un cordon sanitaire pour sa personne, pour sa famille, pour ses amis et que l'on soit sans crainte, car les meilleurs préservatifs sont le règne paisible de la loi, et l'observance des règles de l'hygiène.

Je me suis procuré tous les rapports des commissions sanitaires, je les ai comparés avec la plus grande attention et c'est le résultat de mes travaux que je présente au public.

mesures, il rendrait un service immense à l'humanité. Car je suis convaincu que si toutes ces précautions ne nous préservaient pas de l'épidémie qui nous menace, elles en atténueraient considérablement les effets. (1) »

Les ministres devraient prescrire administrativement toutes ces grandes mesures hygièniques, et alors ils mériteraient bien de la patrie, mais non, on préfère utiliser et exploiter le Choléra pour rassembler timidement quelques régimens sur nos frontières, comme on le fit en 1823, vers l'Espagne à l'occasion de la fièvre jaune. En effet, avec le système de la paix à tout prix, comment pourrait-on se permettre de garder nos frontières, ce sont de si bons voisins que messieurs les Prussiens. Le cabinet Français est la dupe de tous les rois du droit divin. Ils promettent un désarmement, et de tous côtés ils contractent des emprunts, fondent des canons, lèvent des soldats et organisent des armées, d'ailleurs on peut résumer en deux mots notre position politique, *la diplomatie annonce la paix, donc elle veut la guerre.* Nous sommes menacés d'une invasion de rois et d'une invasion de Choléra, qui sont les deux fléaux les plus terribles que la France ait à redouter, avec cette différence que le Choléra ne durera que pendant quelques mois, tandis que le despotisme enchaîne et empoisonne le présent et l'avenir.

---

(1) Rollet , Traité du Cholera , page 33.

Écrivant pour les gens du monde, j'ai évité les discussions médicales et les termes techniques qu'on a décorés à tort du nom de scientifiques. Je desire que cet ouvrage rectifie quelques erreurs, qu'il calme la frayeur de gens timides et fasse sortir les insoucians de leur apathie criminelle; j'ai donné l'éveil au gouvernement pour qu'il avise aux moyens de remplacer les cordons sanitaires, par des mesures hygiéniques qu'on ferait exécuter dans toute la France. Je n'ai suivi que l'impulsion de ma conscience et n'ai obéi qu'au desir d'être utile, puissent mes conseils être écoutés et mis à profit, c'est ma seule ambition.

FIN.

IMPRIMERIE DE GŒTSCHY FILS ET COMP. RUE LOUIS-LE-GRAND, N° 55.

LE MÉDECIN DES VALÉTUDINAIRES,

OU L'ART DE GUÉRIR SOI-MÊME

LES DARTRES

PAR UNE NOUVELLE MÉTHODE DÉPURATIVE
prompte et facile à suivre

Suivi de réflexions pratiques pour purifier la masse du sang.

Brochure in-8°. Prix : 1 fr. 50 c.

Il est consolant de voir que les fléaux les plus terribles du genre humain, les maladies les plus hideuses et les plus opiniâtres, et qu'on croyait incurables il y a encore peu d'années, sont aujourd'hui radicalement guéries par la méthode que nous annonçons. Les éloges de tous les journaux de médecine, les remercîmens et les félicitations de tous les malades qu'il a sauvés, sont la récompense de l'auteur, et sont un sûr garant qu'il a bien mérité de la science et de l'humanité.

CONSEILS

Sur l'art de guérir soi-même les Maladies Syphilitiques, *par la méthode végétale de* M. GIRAUDEAU DE SAINT-GERVAIS, *Docteur en Médecine de la Faculté de Paris.*

Brochure in-8°. Prix : 1 fr. 50 c.

Ce traitement dépuratif, heureux fruit des progrès de la médecine moderne, est prompt et facile à suivre, même en voyageant : il détruit et neutralise le principe de ces maladies sans les répercuter, et ne doit pas être confondu avec certains palliatifs offerts à la crédulité du public par des gens étrangers aux sciences médicales, d'autant plus que le docteur dirige lui-même tous les malades et modifie sa méthode suivant l'âge. le sexe et le tempérament de chaque individu.

Grâce à l'impulsion que les médecins de l'école de Paris ont donnée à la science, partout où le traitement végétal sera exactement et soigneusement appliqué, il rendra les maladies syphilitiques de plus en plus légères : il diminuera le nombre et la gravité des accidens qui les compliquent si souvent, si on use de l'ancien traitement, la guérison sera toujours exempte de récidive, et on ne verra plus ces marques honteuses et ineffaçables qui ont troublé le repos de tant de familles et empoisonné l'existence de ceux qui les portaient.

Ces Brochures se trouvent chez DELAUNAY, libraire au Palais-Royal ; et chez l'Auteur, visible de 8 à 10 h. du matin, rue Richer, N° 6 bis, près le Boulevard.

r. de St Gervais.

r. de St Gervais.

G. de St Gervais.

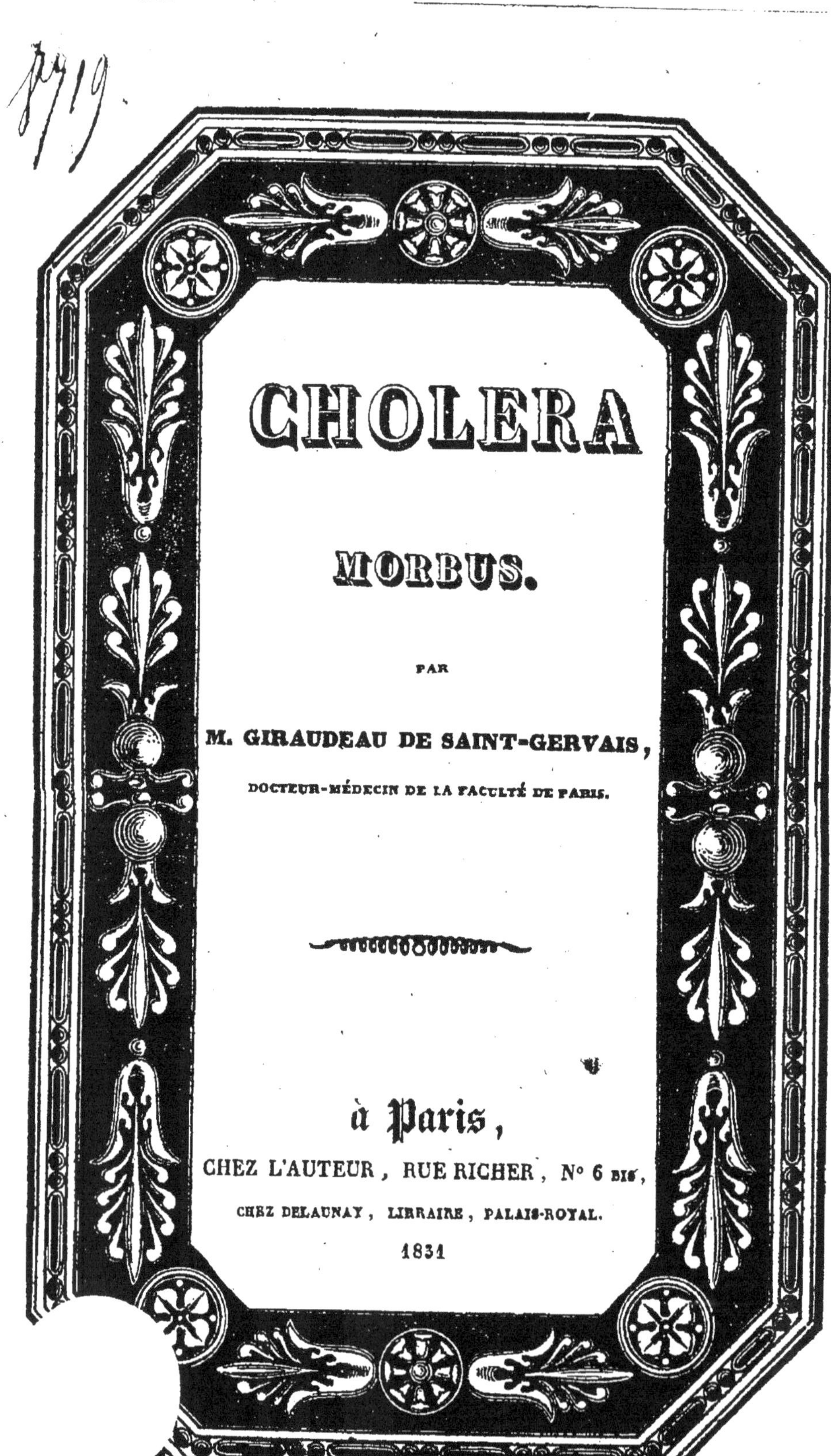